AF372653

DISSERTATION

SUR LES EAUX MINERALES

DE

BOURBONNE-LES-BAINS.

Par le sieur H. GAUTIER, *Architecte-Ingenieur & Inspecteur des Grands-Chemins, Ponts & Chaussées du Royaume, par Arrêt du Conseil du 27. Mars 1714.*

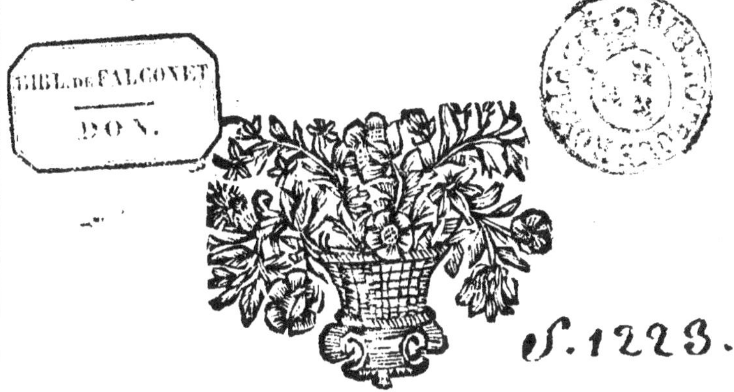

S. 1223.

A TROYES,

Chez PIERRE MICHELIN, Imprimeur du
Roi & Marchand Libraire, prés
l'Hôtel de Ville.

AVEC PERMISSION.
M. D. CC. XVI.

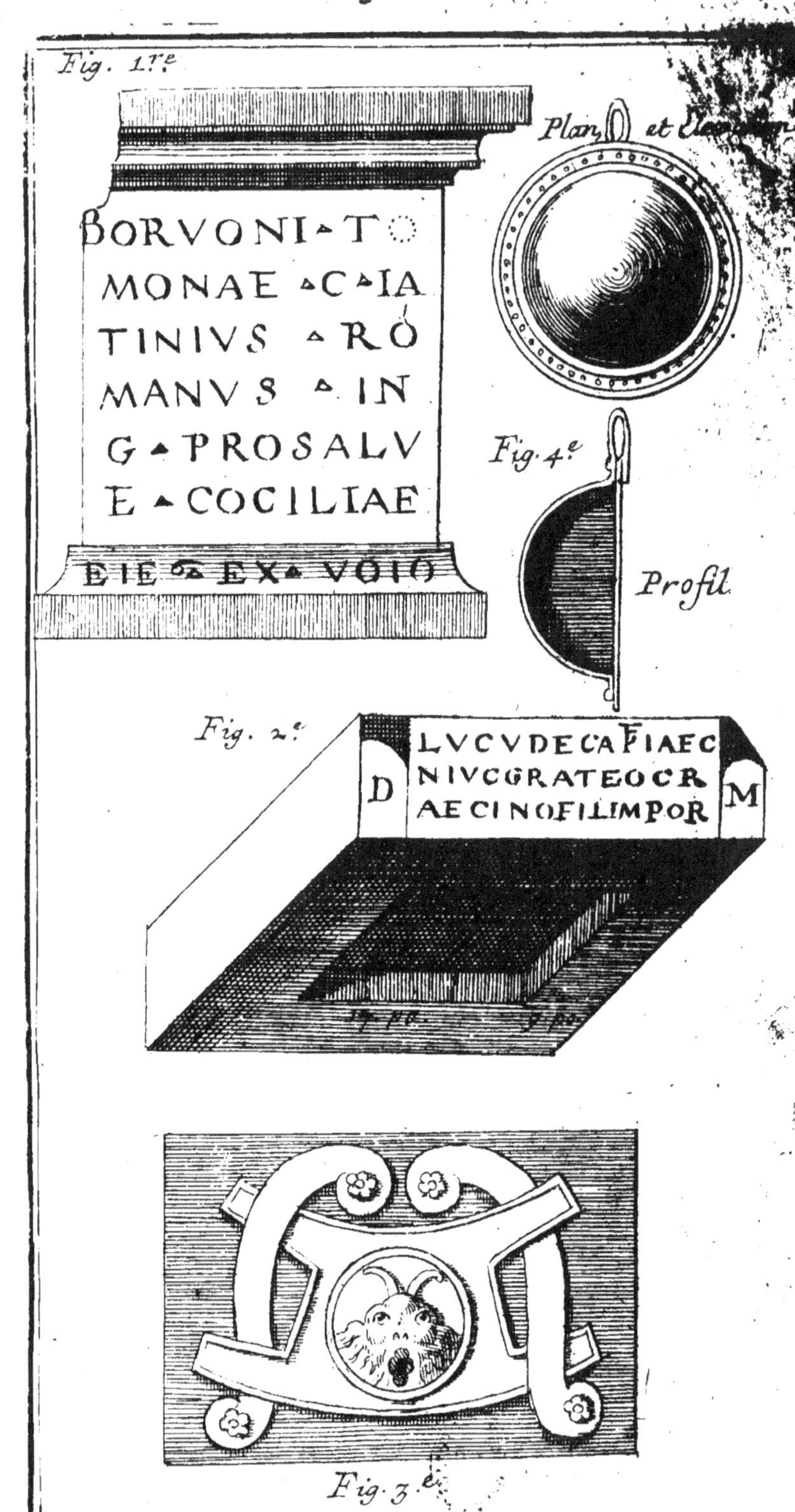

Fig. 1.re
BORVONI · TO
MONAE · C · IA
TINIVS · RÓ
MANVS · IN
G · PROSALV
E · COCILIAE
D IE · EX · VOIO
Plan et Elevation
Fig. 4.e
Profil
Fig. 2.e
D
LVCVDECAFIAEC
NIVCGRATEOCR
AECINOFILIMPOR
M
Fig. 3.e

DISSERTATION

SUR LES EAUX MINERALES

DE

BOURBONNE-LES-BAINS,

A Monsieur CHARLES, *Professeur en Mede-cine en l'Université de Besançon, Proposé à l'Intendance des Eaux de Bourbonne-les-Bains par Monseigneur Desmarets, Ministre d'Etat, Contrólleur General des Finances.*

Monsieur,

J'ai l'honneur comme à un bon Amy, & à un sçavant du siécle, de vous adresser cette Dissertation, touchant les Eaux Minerales de *Bourbonne-les-Bains* : Ces Eaux sont comme vous sçavez en Champagne, dans le Bassigny, Election de Langres & à six licuës de cette Ville, dans le fonds d'un Vallon, dont la pente du Ruisseau de borne qui le parcourt, va de l'Oüeſt à l'Eſt. Ce Ruiſſeau ſe va jetter dans la Riviere d'Eſpance ; celle-ci, dans la Saonne au deſſous de Châtillon, & la Saonne ſe va joindre au Rhône à Lyon qui porte ſes Eaux dans la Mediterranée.

Comme tout le monde n'eſt pas informé de la diſpoſition de ces Eaux, en attendant que vous rapportiez leurs proprietez comme habile Medecin ; je vais informer le Public de ce que j'en ſçai, qui ſera peut-être bien aiſe d'apprendre les particularitez que je propoſe en qualité de Phiſicien. De vôtre côté vous en ferez l'application que vous jugerez neceſſaire.

1°. Ces Eaux Minerales ſont diſperſées en pluſieurs ſources. Elles ont donné lieu à faire une fontaine deſtinée pour les boire : on s'en ſert auſſi pour doucher les malades en les tranſportant par le moyen d'un tonneau dans les maiſons. On les employe encore pour les Bains domeſtiques , en rempliſſant des cuves dans les chambres où les malades de diſtinction les prennent chez eux ſans être troublé de perſonne, avec toutes les commoditez poſſibles ; car du ſortir des Bains on les met dans un lit preparé à cela, où ils ſüent, & où ſont ſervis par des Chirurgiens Baigneurs qui en ont tout le ſoin imaginable, & qui ſont très experts à cette maneuvre dont il y en a bon nombre établis à Bourbonne.

2°. D'un Bain qu'on nomme *Patris* à cause d'un Patris qui du tems des Romains y ayant fait baigner son Epouse, où elle recouvra la santé a porté depuis ce tems-là, par la tradition le nom de Patris. Ce Bain est divisé en deux par une cloison, où les hommes se baignent d'un côté, & les femmes de l'autre sans se voir. On y donne la *Douche* aux uns, & aux autres ; les instrumens convenables aux baigneurs sont toûjours en place disposez à cela.

3°. Du Bain du *Seigneur* qui reçoit les eaux toutes pures de la Fontaine cy-dessus N°. 1. où les hommes comme les femmes se baignent également, dans des Bassins separez les uns des autres par un mur de cloison.

4°. Des Bains des *Pauvres* qui sont tous remplis de sources minerales que l'on voit boüillonner, partagé en deux également par une cloison, où les hommes & les femmes se baignent également sans être apperçûs les uns des autres.

5°. Et enfin de plusieurs Sources garnies chacune de leurs Bassins, & d'envelopes pour y prendre des Etuves, des Bains & des Boües à l'usage des vieilles playes, des douleurs, &c. destinées pour des personnes de consideration qui peuvent seules s'en servir.

Tous ces Bains sont dans des ruës, ou dans des Places publiques proprement pavées : Le

fuyant de toutes leurs eaux coule dans un Canal difpofé pour cela , garni de deux murs de
chaque côté, qui les conduit dans le Ruiffeau
de borne ; les uns & les autres de ces Bains
couverts, differemment fuivant la difpofition
la plus favorable qu'on a jugé à propos de
leur donner pour la commodité des malades. La Fontaine où l'on boit les eaux, eft
couverte d'un pavillon, & tout prés, il y a
une halle où les Beuveurs en prenant les eaux
peuvent fe promener à l'abri du mauvais
tems ; foit de la pluye, ou du Soleil : On
peut dire enfin que ces Bains ont toutes les
commoditez poffibles, & la proprieté qu'on
vient d'y ajoûter, avec leurs qualitez merveil-
leufes , peuvent paffer pour les premiers Bains
de l'Europe.

On trouve d'ailleurs dans Bourbonne des
Logemens tres commodes, & fort proprement meublez pour toute forte de malade ;
des Jardins & des allées bien entretenuës. On
y trouve encore ce qui eft neceffaire pour toutes les commoditez de la vie, foit pour la
bonne chere, & pour tout ce qu'on peut fouhaiter à un prix trés raifonnable. Et l'on peut
dire qu'on n'auroit plus rien à fouhaiter, s'il
y avoit un Hôpital pour les pauvres Soldats
bleffez qui viennent en foule, par rapport aux
foulagemens merveilleux qu'ils trouvent à
leurs maux ; foit en fe baignant , foit en

se douchant, soit en beuvant les Eaux, &
enfin en s'appliquant des Bouës sur leurs blef-
sures qui operent infiniment mieux que tous
les autres remedes que l'Art de la Medecine
a pû inventer : Les Soldats sont logez par bil-
lets chez les Païsans qui s'en trouvent trés in-
commodez, & qui bien souvent ne peuvent
point aller tous cultiver leurs champs, tant
qu'ils ont des pareils Hôtes chez eux ; & ceux-
ci n'ayant autre secours que le feu, & le lit
sont privez de boüillons, & de tous les autres moyens qui leur sont necessaires, & qu'ils
trouveroient dans un Hôpital reglé. Si Sa
Majesté qui est toute charitable étoit bien in-
formée de l'Etat de tous ces pauvres malheureux, c'est sans difficulté qu'elle ordonneroit
un Fonds pour les secourir, & pour leur pro-
curer un soulagement que leur service & leur
vie qu'ils ont exposée si utilement pour le bien
de l'Etat a si bien merité. On en a vû arriver à Bourbonne jusques à 800. en tems de
guerre, c'est 3. 4. à 500. blessez ou autres
pauvres gens.

Voici un dénombrement de tous les Logemens de Bourbonne, où chacun peut trouver dequoi se satisfaire, depuis le grand Seigneur avec les équipages, jusques au plus petit
Bourgeois qui est sans train.

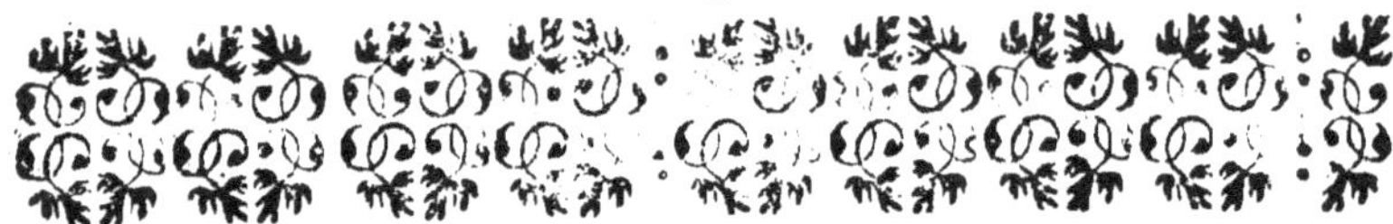

ESTAT DES CHAMBRES QU'ON
trouve dans Bourbonne, où l'on peut loger
commodément.

AU *Château*,   15 Chambres.
Mr. *le Gros*, Prevôt,   14
Me. *de Mongeau*, Bourgeoife,   14
Mr. *de la Coffe*, Officier chez le Roy,   12
Mr. *Monginot*, Avocat,   12
Mr. *de la Pais*, cy-devant Prevôt   12
Me. *Duport*, Veuve de Medecin,   12
Me. *Maillard*, Marchande,   25
Mr. *Chevalier*, Lieutenant,   20
Me. *Dupré*, Veuve,   8
Mr. *du Clergé*, Procureur,   8
Les Demoif. *Monginot*, filles de Notaire,   8
Les Demoif. *Bailly*, filles de Medecin,   8
Me. *Bailly*, Veuve d'Apoticaire,   8
Mr. *Maillard*, Bourgeois,   8
Me. la Veuve *Barbier*,   8
Mr. *Durvoge*, ancien Syndic,   7
Mr. *Denarié*, Architecte,   6
Les Demoifelles *Perin*, Bourgeoifes,   6
Mr. *d'Aprenam*, Marchand,   6
Mr. *Monginot*, Receveur,   6
Mr. *Chapelle*, Avocat,   6
Mr. *Nobert*, Procureur,   6
La *Noaille*, ancien Baigneur,   6
Mr. *Brefton*, Apoticaire,   6

Mr. *Gros-Jean*,

Mr. *Gros-Jean*, Medecin,	5 Chambres.
Mr. *Vaugien*, Syndic,	5
Loüis *le Gros*, Boulanger,	4
Mr. *Bertrand*, Maître de Latin,	4
Me. *Mongin*, fille de Chirurgien,	4
Mr. *Mongin* l'aîné, Chirurgien,	4
Mr. *Norbert*, Bourgeois,	4
Mr. *Bertier*, Marchand,	4
Mr. *Mutel*, Bourgeois,	4
Les Demoiselles *Breston*,	3
Me. *Mietoc*, Potiere d'Estain,	3
Feri, Potier d'Estain,	3
Fournier, Armurier,	3
Guillaume, Boucher,	3
Laufanne, Menuisier,	3
Mr. *Juif*, Bourgeois,	3
Hüaut, Sellier,	2
Mr. *Breston*, Procureur Fiscal,	2
Mr. *Maillard* le jeune, Marchand,	2
Mr. *de la Fleur*, Invalide,	2
La Veuve *le Clerc*, Bourgeoise	2
Antoine *Mongin*, Bourgeois,	2
Mr. *Mongin* le jeûne, Chirurgien,	1
Foin, Patiffier,	1
La Veuve *Chevalier*, Marchande,	1
Haguenot, Artisan,	1

Total, cy 312 Chambres.

Les Bains de Bourbonne suivant la Tradition, ont été reconnus au commencement comme souverains par leurs *Boües* qu'on appliquoit

fur les vieilles playes, & fur les douleurs. Enfuite on s'avifa de fe *Baigner* dans fes Eaux,
& on s'en trouva parfaitement bien ; on effaya
apiès d'en *Boire*, ces Eaux qui firent des effets
merveilleux. On croyoit que leur grande
chaleur en devoit défendre l'ufage, à caufe
quelles le font aff.z pour faire cuire des œufs
prêts à être durcis ; mais on trouva que cette
cette chaleur jointe à leurs fels , firent des
effets furprenans à tous ceux qui en bûrent.
Elles ont fi bien réüffi, qu'elles ont été con-
tinuées , & il n'y a point de mauvais Efto-
mach qu'elles ne racommodent : on effaya
enfin d'en *Doucher* les malades fur les parties
que des Rhumatifmes , ou des Paralyfies
avoient rendu tres douloureufes ou fans mouvement, & on a vû qu'elles ont diffipé les
douleurs des premieres , & redonné le mouvement au fang , & aux efprits que les dernic-
res avoient perdu.

Bourbonne-les-Bains , qu'on pretend déri-
ver de *Bourbe-Bonne* , à caufe qu'on s'eft apperçû au commencement de la *bonté* de fes
Boües, a été brûlé & ruïné par les Guerres
plufieurs fois , fuivant les apparences, & par
la Tradition. On le reconnoit par les excava-
tions que l'on fait lorfqu'on veut fonder de
nouveaux édifices : on trouve par tout des
vieux Fondemens ; & le Rez de chauffée des
anciens batimens dans le Vallon, eft plus bas

que celui des ruës d'aujourd'hui de 6, 8 à 10 pieds ; les débris qu'on en tire ne font compofez que de briques caffées, de pierres renverfées, de charbons, &c. Le Ruiffeau de *Borne* qu'on vient de recreufer eft tout traverfé par des murs, & des pavez à la Romaine qu'on y a trouvé. Tout cela joint aux *Medailles* antiques, & aux *Infcriptions Romaines* qu'on y voit, ne font plus douter de l'ancienneté de ce lieu.

fur le Portail de la Cuve Vinaire du Château qui eft dans la grande Avant-cour, on y trouve l'Infcription fuivante fur un Pied-d'Eftail qui eft un peu écorné : *Voyez la Figure premiere*, dans la planche qui eft au-devant du Titre de la Differtation, que j'explique fuivant le peu de connoiffance que j'ay de ces fortes de matieres.

Gaïus Jalinius Romanus étant en France ou dans les Gaules a fait un vœu à la Déeffe des Bains de Bourbonne pour le retabliffement de la fanté de fa Fille Cocillie. On peut encore interprêter cette Infcription fuivant à peu prés ce fens.

Gaïus Jalinius Romain a fait un vœu à Tutmone qui protege les Bains de Bourbonne en faveur de la fanté qu'ils ont procuré à Cocillie fa Fille.

On doit remarquer que la Lettre qui fuit le T. de Tutmone eft effacée d'un coup de bâle qui en a moulu, ou écrafé la Figure ; à la place de laquelle on en fupléera toute autre qu'on voudra pour trouver le fens du mot.

Au Château de Bourbonne, il y avoit une Tour fort ancienne qu'on vient de démolir depuis peu, afin d'en rendre les Logemens plus dégagez, & plus commodes. Comme je cherchois dans le débris de ces Materiaux une pierre qui put convenir à un ouvrage dont j'étois chargé : je trouvai le gros blot, *Figure deuxieme*, dans la Planche qui porte une Infcription telle qu'on voit que j'ai déffinnée, fans que j'aye apperçû aucun point fenfible entre toutes fes Lettres. Il y en a même qui font comme effacées en partie, & que j'ai déffinnées comme je les ai trouvées : Je fis tourner cette Pierre, & je trouvai au deffous un vuide en quarré de 17 pouces, qui en a environ deux de profondeur, qui pouvoit fervir fuivant mes conjectures à couvrir le caveau d'un Tombeau, où les Romains enfermoient leurs Urnes, avec leurs Lampes Sepulchrales, les cendres des Morts, leurs Lacrimatoires, &c.

Je m'informay des Ouvriers qui avoient démoli cette Pierre, s'ils n'y avoient rien trouvé deffous ; mais ils m'affurerent que non, & me dirent que le devant qui portoit l'Infcription étoit enfermé dans le gros Mur de la Tour, enforte qu'il ne fervoit point de

parement, qu'il étoit mis à la place du joint,
& qu'il ne pouvoit être vû de perfonne. Cela
m'a fait conjecturer que cette Pierre ayant
fervi autrefois à couvrir un Sepulchre des Anciens fût démolie, & enlevée pour être em-
ployée à la Bâtiffe du Château de Bourbonne ;
& que les Ouvriers qui s'en fervirent mirent
pour parement le côté qui leur convenoit le
mieux, qu'ils couperent en chanfrain, & con-
ferverent pour joint celui de l'Infcription ;
D. M. Diis Manibus, aux Dieux Manes.
Qu'ils trouverent proprement taillées : J'ai
fait conferver cette Pierre que j'ai fait placer
fur le bout du Mur qui termine celui de clô-
ture du Jardin, & qui aboutit fur la contre-
fcarpe du foffé du Château, du côté de la
grande avant-cour.

Il s'agit de fçavoir ce que toutes ces Lettres
fans aucune divifion de mot, de point ou
de virgule fignifient, que j'ai copiées auffi mal
gravées qu'elles le font.

La démolition du Tombeau, & l'emploi de
la pierre à la Bâtiffe d'une Tour qui paroiffoit
fort ancienne me font conjecturer que tout
cela s'eft fait en un tems où l'on ne fe fou-
cioit guére de conferver les Monumens antiques. Peut-être étoit-ce dans la décadence
de l'Empire, que ceux qui vinrent conque-
rir les Gaules afin d'y affurer leur Domina-
tion, renverferent tout ce qui faifoit pa roître

auparavant la Puiſſance & la Grandeur des Vaincus, pour en faire perdre la memoire, & établir par là, plus facilement leur nouveau regne. Ce qui me perſuade à croire la choſe de même, c'eſt le Tronçon depuis la ceinture en bas d'un corps en relief, de grandeur naturelle, qui avoit un bout du pied mutilé, qui a été trouvé dans le corps du vieux bâtiment de la Tour, qui s'eſt perdu, & qu'on a employé aparemment avec les autres Materiaux à la nouvelle Bâtiſſe : Je n'en ai pû avoir aucune autre nouvelle.

J'ai vû encore ſur une autre Pierre, tirée de la démolition de la même Tour, une Figure ſculpturée en bas relief qui m'a paru reſſembler au bout de l'aiſle d'une grande Aigle Romaine, & dont le derriere étoit taillé en coupe, enſorte qu'elle paroiſſoit avoir ſervi à quelque caveau d'un Tombeau, ou à quelques Trophées d'Armes. C'eſt tout ce que j'en ai pû conjecturer ; la choſe ne m'a pas parû aſſez conſiderable pour la devoir rapporter n'y ayant pas quelque choſe de mieux à ajoûter.

Je donne ici encore le deſſein d'un Ecuſſon au naturel : *Figure troiſiéme*, qui paroit avoir la forme d'une Cuiraſſe avec les agraffes. La Pierre eſt parfaitement bien taillée, en demi relief ; elle eſt placée au coin de la maiſon du ſieur Breſſon Procureur Fiſcal dans la ruë qui va au Château. Les Sçavans diront si c'est plûtôt un devant de Cuirasse, comme je l'estime, qu'un Bouclier. L'un & l'autre étoient employez au même usage des armes défensives. On donnera encore telle autre interprétation qu'on voudra à la tête de BOUC, béante & barbuë, avec ses cornes qu'on y voit au milieu pour sçavoir si elle a quelque rapport au Dieu Ammon. Je ne suis pas assez sçavant pour rapporter des conjectures assez vray-semblables sur cette Figure, ni à quel usage on avoit pû employer cette Pierre : La hauteur de sa coupe m'a fait penser qu'elle avoit quelque rapport à la suite d'une Frise d'un Mausolée, &c. où la figure des armes du Vainqueur où du Vaincu avoit été representées.

Comme ces fortes d'interprétations ne font pas de mon fait, que c'est une science toute particuliere, Messieurs de l'Academie Royale des Inscriptions trouveront sans difficulté leur veritable sens dont tout le monde pourra profiter.

On trouve à Vienne en Austriche une Inscription sur la clef de la voûte de la Porte du Palais de l'Empereur, où chaque Lettre signifie un mot à l'imitation des inscriptions antiques qu'on vient de rapporter. Ces Lettres font A, E, I, O, U : qu'on prétend y avoir été mises pour signifier *Austriacorum Est Imperare Orbi Universo.* On voit ici des

points, & des virgules qui marquent la sepa-
ration de chaque Lettre pour fignifier un mot
chacune ; mais dans l'Infcription de Bourbonne en queftion, on n'en trouve point.
Peut-être étoit-ce dans un tems que ces fortes de précifions étoient oubliées ou negli-
gées, & que l'ignorance du Siécle d'alors les
ometoit.

Tout prés du Bain Patris, il y avoit une
Source fort chaude dont perfonne ne profi-
toit : J'ai été chargé d'en faire une Etuve fé-
che que l'on peut mettre encore à l'ufage d'un
Bain pour des perfonnes de confideration. En
la faifant creufer, un des Ouvriers a trouvé
parmi les déblais, la petite Cellule de cuivre
doré : *Voyez la Figure quatriéme*, qui me paroit avoir fervi de Bijou attaché au bout d'un
colier de quelque femme, qui du tems des
Romains voulant apparamment fe baigner le
laiffa perdre ; ce font-là mes conjectures. Ce
Bijou a une petite cellule qui s'ouvroit fuivant
les apparences, au-dedans de laquelle il n'a
été trouvé que de la terre, & où l'on renfer-
moit pour l'ordinaire de *Caracteres*, des *Talif-
mans*, des *Odeurs*, des *chofes precieufes*, des
Infectes pour la guerifon de certaines maladies,
&c. comme l'ufage s'en eft perpetué jufqu'à
nous, où l'on voit que certaines femmes
portent à leur col & fur leur fein des *Agates*,
des *Cornalines*, & autres *Pierres Precieufes*,

pretendant

pretendant par-là conferver leur Lait. Le Chriftianifme a imaginé à cet effet des *Croix* dorées, des *Prieres*, des *Reliques*, des *Images* de nos Saints, & d'autres chofes pieufes qu'on renferme dans des Scapulaires, ou qu'on met au col des malades pour obtenir plûtôt la guerifon de leurs maux par l'interceffion des Saints à qui l'on fait des vœux, & aufquels toutes ces chofes ont quelque rapport. Les Profanes on fait fervir ces fortes de Bijoux à leurs paffions, en leur donnant differentes figures comme celle d'un *cœur*, en faifant graver fur des pierres précieufes, peindre fur de l'Email le *Portrait* de leurs eftimes ou de leurs *Amours* : on donnera le fens qu'on trouvera à propos à cette petite *Capfule* pour la mettre à tel ufage qu'on voudra.

On trouve encore à Bourbonne prés du Pont du Ruiffeau de Borne dans la ruë des Bains, deux *Fragmens* de Colomnes de dix-huit pouces de Diamettre, dont l'un fert de fiege à une des maifons joignant le Ruiffeau, & l'autre eft employé dans le mur du nommé la Salle, Maffon, qui déborde du côté du Ruiffeau. Ces pieces de colomnes font de pierre *fondante*, femblables à un autre refte de colomne que j'ai vû dans la Baffe-cour de l'Abbaye de *Vaux-la-Doux* à une lieuë & demi de Bourbonne, qui m'a paru avoir fervi de Pied-d'Eftail pour fuporter l'*Idole* que les

Gentils fervoient autrefois : On y voit les marques où les fers étoient fcellez pour tenir debout , ou autrement la Divinité qu'on y adoroit ; on trouve de ces mêmes Pierres en colomnes couchées devant le Palais Archiepifcopal d'Arles & en plufieurs autres endroits de cette Ville , qu'on pretend avoir été tirées des Carrieres d'Egypte , par delà le Grand'-Caire , de même que l'Obelifque , à caufe de la reffemblance du Grenetis qu'il y a entre les unes & les autres : Cet efpece de marbre grifâtre eft d'une dureté incroyable ; il eft compofé d'une infinité de petits criftaux conglomerez , qui reffemblent beaucoup à des grains de Sel petrifiez , entre lefquels il fe trouve une infinité de Marcaffites , qu'un curieux Sçavant dit participer des Mines de Fer lors quelles font d'un *brun-jaune* ; d'Antimoine , de Mine de Plomb , de Bifmut ou d'Eftain lorfqu'on les trouve *noires* , ou *grifes* , comme font celles des blots des Colomnes de Bourbonne , de Vaux-la-doux & d'Arles en queftion ; d'Or , lorfqu'elles font d'un *bleu* de *Lapis* ; de Mercure , lorfquelles font *rouges* , & enfin de Cuivre lorfque le Grenetis eft *vert*. J'ay remarqué qu'on trouve de ces pierres fondantes au plus haut des Pirenées , & fur les Montagnes du Vivarez qui fe vont joindre avec les Alpes. Les Montagnes au-deffus de Tournon & de Thin fur le Rhône en font formées ; mais elles ne font pas de la dureté des reftes des Colomnes que nous venons de rapporter qu'on pretend être venuës d'Egypte.

Peut-être que la fuperftition chez les Payens y avoit quelque part, par rapport aux Divinitez que les Egyptiens adoroient fous le nom *d'Ifis* & *d'Ofiris*, qu'on pouvoit reverer dans les Gaules ; & que pour cet effet, il falloit avoir des Materiaux du Païs même de ces Dieux pour bâtir des Temples qu'on leur confacroit ailleurs, ou pour leur fervir d'ornement, & rendre par là les vœux plus refpectables, & les adorations plus convenables & plus mifterieufes par tous ces foins. S'il eft vray enfin que ces Colomnes foient venuës d'Egypte, elles n'ont fait que quatre lieuës par terre, depuis la Saonne à Bourbonne, & le reftant qui eft environ 5 à 600. lieuës, s'eft fait par eau.

Je ne prétens pas rapporter ici toutes les vertus des Eaux Minerales de Bourbonne - les - Bains. Ce n'eft ni de mon fait, ni de mon metier : Je vous renvoye, Monfieur, la chofe & à Meffieurs vos Confreres ; mais tout ce dont je puis affurer le Public c'eft qu'ayant vû mener des Malades qui n'avoient aucun mouvement aux bras, ni aux pieds, & qui ne remuoient pas plus qu'une fouche, dans moins d'un mois ils ont marché avec des potences ; & ceux que j'ai vû arriver avec des potences qui à peine traînoient leurs pieds l'un aprés l'autre, je les ai vû marcher fans bâton à la main, dans moins de quinze jours. Enfin celui qui avoit le bras engourdi d'une Paralifie, & qui n'y fentoit aucun mouvement, en 15 jours de tems s'en eft fervi pour manger ou pour boire & pour lever le chapeau. J'ay vû tous ces effets furprenans fur des malheureux pauvres gens, Soldats ou autres.

Toutes les Eaux Minerales de Bourbonne-les-Bains gardent des niveaux differens fuivant à peu pres la pente du Vallon où elles font enfermées & où elles coulent. Et j'ai trouvé que la Fontaine où l'on boit les Eaux, coule de quelques pouces plus élevée que celle des Bains des Pauvres qui en eft tout proche : Celle-ci, eft plus élevée que la fuperficie des Bains du Seigneur d'environ 10 pouces ; Et cette derniere enfin de 12 à 15 pouces plus que celle du Bain Patris qui eft beaucoup au-deffous. Enforte qu'on peut dire, que les unes & les autres coulent, ou peuvent couler par differens Canaux, ou par differentes pentes fans fe mêler les unes aux autres en les retenant plus ou moins à leur fortie.

Toutes ces Eaux font chaudes ; mais elles ne le font pas également. Celles qui coulent de la Fontaine, & dont on s'en fert pour boire, le font fi fort, qu'on ne fçauroit les boire qu'à plufieurs reprifes, fi on ne vouloit fe brûler la bouche. On ne fçauroit tremper pendant l'efpace d'un *Ave* le doigt dans la Fontaine fans fe brûler. Une chevre voulant lecher le Sel qui paroit au bord de la Fontaine, dont les Eaux font toutes empreintes , & dont ces animaux en font fort gourmands, s'y laiffa tomber ; elle en fut d'abord retirée : le poil y tomba à l'inftant, le lait coula de fes mamelles involontairement, & mourut un moment aprés.

Les Bains Patris ne font pas fi chauds. On ne pourroit pas s'y baigner ; on pretend qu'il s'y mêle heureufement des Sources froides pour le temperer.

Les Bains des Pauvres font formez par des Sources fort chaudes qui fortent du milieu de leur Baffin avec des boüillonnemens continuels, & des bulles groffes comme des noix, & des œufs , & d'autres plus petites. Ceux qui fe baignent ne fçauroient tenir un moment leurs pieds fur la Source à l'endroit des boüillonnemens, tant l'eau qui en fort eft penetrante & chaude. Le Pourtour de ce Baffin eft heureufement entouré de petites Sources d'eau froide pour le temperer, fans quoi il feroit auffi impraticable.

Les Bains du Seigneur ne font formez que par la Source de la Fontaine où l'on boit les

Eaux. Une Source froide affez confiderable paffe à un de fes côtez, qui par un Canal de dérivation pratiqué dans la pierre de taille, fe va vuider ailleurs fans fe mêler avec les Eaux chaudes des bains, que lorfqu'on en veut temperer la chaleur quand elles font infupportables.

Toutes ces Sources donnent plus ou moins d'eau courante : En voici le compte.

La fource où l'on boit les Eaux donne deux pouces d'eau courante cylindriques, furmonté d'une ligne de hauteur, prife à 11 pouces plus bas que le bord de fa Margelle où elle verfe quand on la retient : & elle ne donne qu'un pouce d'eau, prife à cette hauteur de Margelle verfante. Ainfi je paffe le plus, qui eft fon courant ordinaire, cy 2 pouces.

Celle du bain des Pauvres, lors quelle coule par le Ruiffeau du pavé donne 2 pouces. Elle en doit donner beaucoup plus, lorfqu'on la fait couler 10 pouces plus bas, qui eft quand on la remet dans les bains du Seigneur que j'ai trouvé, cy 3.

Celle de la Fontaine des bouës prés du bains des Pauvres fuivant fon cours ordinaire d'aujourd'hui qui paffe par un canal au Nord de la Fontaine, cy 1. $\frac{1}{2}$

Celle du Bain Patris à ce compris
les deux Sources qui font à fes côtez, & qui forment des Etuves &
deux petits Bains, cy   2.

$$Total, \quad 8\ \text{Pouces}\ \tfrac{1}{2}$$

Tous ces Pouces d'eau courante donnent ;
Sçavoir,

En 1. feconde 240 po. qui font 2 on. de
Sel.

En 1. minute, 11 pi. $\frac{1302}{1728}$ qui font 7 liv.
$\frac{1}{2}$ de Sel.

En 1. heure 3 T. cub. d'eau qui font 450
livres de Sel ou 4 Minots $\frac{1}{2}$

En 24 heures, ou un jour 72 T. cub. qui
font 108 Minots.

En 30 jours 216. T. cub. qui font 3240
Minots.

En 365 jours ou un an 26280 T. cub. qui
font 1. 182. 600. Minots.

Les Eaux de toutes ces Sources donnent
plus ou moins du Sel les unes que les autres.
En voici le compte.

Deux livres pefant d'eau de la
Fontaine où l'on boit les Eaux,
m'ont donné, cy   135 Grains.

Deux livres pefant d'Eau prife aux ʙains des Pauvres, m'ont
donné, cy   105 Grains.
   Deux livres pefant d'Eau, prife
aux ʙains Patris, m'ont donné
cy
                             180 Grains.
                    Total 420 Grains.

Cette difference de Sel que donnent ces
trois Sources peuvent provenir de differentes
caufes, ou que les Fontaines ne paffant pas
dans les mêmes fillons des Mines de Sel ne
font pas toutes également chargées de Mole-
cules Salines, ou bien que mes Operations
n'ayent pas été juftes.

Un peu plus ou moins de flegme peuvent
apporter de la difference aux poids. Des Eaux
étrangeres plus ou moins abondantes en Sel
peuvent encore alterer les Sources : les Eaux
des ʙains Patris qui font les plus temperées,
& les moins chaudes, car elles ne le font que
de quelques degrez de chaleur au-deffus des
tiedes, en ont cependant beaucoup plus rendu que la Fontaine où l'on boit les Eaux qui
eft chaude à brûler. Celle des ʙains des Pauvres qui eft encore infiniment plus chaude
que celle du ʙains Patris en a rendu $\frac{75}{105}$ de
moins. Ainfi on ne doit pas conclurre que
ce foient abfolument les Sels feuls que l'on
ire de toutes ces Sources chaudes qui foient

la

la principale caufe de la chaleur de toutes ces Eaux ; puifque celles qui font les moins chau-des font celles qui rendent plus de Sel. On doit donc penfer qu'il y a une autre caufe qui produit la chaleur de ces Bains qui eft ce qu'il faudra chercher.

Si fix l. pefant d'Eau ont donné 420 Grains pefant de Sel pour fix Pouces d'Eau courante de ces Fontaines, 8 livres $\frac{1}{2}$ pour le Total dans le Sommaire cy-devant, à quoi je reduits le tout, doivent donner 595 Grains.

Un pied Cube d'eau de la
Mer, pefe   73 liv. $\frac{3}{4}$

Un pied Cube d'eau dou-
ce , pefe.   72 liv.

Difference   1 liv. $\frac{3}{4}$

Or fi fix livres pefant des Eaux de Bour-bonne ont donné 420 Grains de Sel ; 73 liv. terme à peu-prés moyen entre l'eau falée & la douce des Fontaines faifant un pied Cube, doivent donner 5110 Grains, qui font 10 onces, $\frac{310}{480}$ ou 10 onces $\frac{1}{2}$: Je néglige quel-ques fractions qui s'y rencontrent. Par ce Calcul, l'on peut comparer la falure des Eaux de Bourbonne avec celles des Eaux de la Mer, enforte que fi celles des Eaux de la Mer donnent 28 onces par pied Cube, & celles des Eaux de Bourbonne 10 $\frac{1}{2}$: celles-cy font un peu moins falées que celles de la Mer d'environ $\frac{1}{2}$ ou de $\frac{10\frac{1}{3}}{28e.}$ de moins.

Sur ce fondement, je dis donc que fi 1728 po. Cub. valeur d'un pied Cube d'Eau Minerale de Bourbonne-les-Bains, donnent 10 onces $\frac{1}{2}$ pefant de Sel que 340 pouces, que toutes les Sources rendent jointes enfemble en donneront 2 onces $\frac{30}{480}$: Je néglige les Fractions. Et ainfi j'ai tiré hors ligne dans la derniere Colomne, & à la premiere ligne, cy 2 pouces, & que 11 pieds pour la feconde ligne en une minute, donneront 7 livres $\frac{1}{2}$ de Sel, comme la Colomne du produit le fait voir plus particulierement.

C'eft à vous, Monfieur, à qui je renvoye la decifion d'où peut venir une fi grande quantité de Sel, qui coule depuis fi longtems par ces Sources Minerales : Vous êtes un des Miniftres propofez pour refoudre les difficultez qu'on trouve dans les effets furprenans de la nature.

Ces Sels en queftion ont beaucoup du rapport avec ceux de la Mer ; car ils petillent, ou craquent fur les Charbons ardens. Il y a des Docteurs qui pretendent qu'il y a du Nitre mêlé parmi ; mais je n'ai jamais vû fuſer ces Sels comme fait le Salpêtre lorſqu'on y met le feu, & d'autres du Vitriol. Tout cela eſt fort obſcur pour moi, comme pour bien d'autres gens ; c'eſt à vous, Monſieur, comme chargé de la Sur-Intendance de ces Eaux, de reſoudre ces difficultez pour ſatisfaire le Public qui eſt fort embaraſſé pour penetrer de pareilles choſes. Je vous connois trop ſage & trop éclairé pour ſuivre ſimplement les conjectures de certains Medecins qui ſans ſe formaliſer de quoi les Eaux de Bourbonne-les-Bains ſont compoſées, ne s'étudient qu'à remarquer les effets qu'elles produiſent ſur les differentes maladies auſquelles ils les ordonnent : Font-elles du bien, il faut les continuër, diſent-ils ; s'en trouve-t-on incommodé, il faut ceſſer de les prendre. Leur demande-t'on dequoi ces Eaux ſont compoſées ; il n'y a que Dieu, diſent-ils, qui puiſſe penetrer ces obſcuritez. Et voilà à quoi ils reduiſent toute leur Science.

En verité, Monſieur, peut-on confier ſa ſanté ou ſa vie à des pareils Docteurs ; & ſi par malheur les effets de ces Eaux nuiſent aſſez pour ôter la vie à un malade, par l'avis d'un Medecin ignorant, ſera-t'il tems d'en defendre l'uſage quand elles auront fait beaucoup de mal : Peut-on être ainſi Medecin à l'avanture ;

par un bonheur extrême, on ne voit arriver aucun mauvais effet aux Eaux de Bourbonne. Ainſi Meſſieurs les Medecins, qui n'établiſ-ſent leur Science que ſur des conjectures, ne riſquent pas beaucoup en les ordonnant : Ils peuvent en faire ceſſer l'uſage lorſqu'elles ne réüſſiſſent pas, ſans qu'on s'en trouve in-commodé ; & avoüez que la vie des hommes eſt bien peu en ſûreté, quand elle eſt aban-donnée à des Medecins qui n'ont pour ſyſtê-mes, & pour fruit de leurs Etudes que les conjectures : Je ne fais pas de difference en-tre ceux-ci & des Empiriques, ou les Char-latans. Seulement, puis-je dire que les premiers ſont infiniment plus à craindre que les der-niers, à cauſe de la confiance qu'on a en eux, auſquels on s'abandonne, au lieu qu'on ſe méfie des derniers, & qu'on eſt à leur égard toûjours ſur ſes gardes.

Je ſuis prevenu de la plûpart des opinions des Sçavans ſur l'origine des Sels des Fontaines. Les uns veulent qu'ils viennent de la Mer, par des Canaux ſoûterrains ; d'autres qu'il y a des Mines de Sel dans la Terre, comme à Cardonne en Eſpagne, en Pologne, & ail-leurs où l'on en tire des gros Blots, qu'on enleve du fonds des Montagnes où l'on les va creuſer, au travers deſquelles Mines, il y a des Eaux courantes qui s'empreignent de ces Sels, leſquelles forment des Fontaines salées hors la Terre, comme font en France, dans la Franche-Comté & en Bourgogne, celles de Salins qui rendent environ $\frac{1}{50}$ de Sel fur 5 parties d'Eau, celles de Grofon éloignées de Salins de 3 lieuës de Lons-le-Saunier, de Montmourot, de Scé fur Saonne, celles de Nozieres en Lorraine, &c.

Si l'on pafle en Angleterre on y verra le Puits fi fameux d'Upvvfich, qui eft fur les Côtes Orientales de ce Royaume, qui donne $\frac{1}{4}$ de Sel, de quatre parties d'Eau qu'on tire de la Source. Ce qui produit 450 Minots toutes les 24 heures par le travail continuel qu'on y employe.

Ceux qui pretendent que la Mer produit tous ces Sels par des Canaux foûterrains, ne le prouvent pas, ainfi ce n'eft rien dire. On ne voit pas que les Montagnes de Sel de Cardonne augmentent chaque jour par des Canaux foûterrains, au contraire, on trouve qu'elles diminuënt à vûë d'œil par le travail des hommes qui en levent journellement des Blots à l'ufage de tout le monde.

Mais c'eft là le fecret de déveloper comment ces Sels font ainfi conglomerez, ou accumulez dans la Terre, depuis quel tems, pourquoi ne prennent-ils pas fin & ne s'épuifent pas à force de fournir à ces Fontaines falées, en s'y dilayant. J'irois trop loin, s'il

falloit vous dire mes conjectures là-deſſus :
Les conjectures ont toûjours quelque rapport
à la verité ; mais les conjectures ne ſont pas
cependant toûjours veritables ; je vous renvoye cette affaire à décider & d'en faire part
au Public. Vous ſçavez que le monde ne par-
donne pas.

Preparez-vous à être, critiqué quelque verité que vous diſiez. La queſtion eſt fort
problematique ; elle peut paroître ſous divers
ſens & ſous differentes figures : Si vous dites
vray, vous ferez une infinité de jaloux ; mais
les honnêtes gens vous rendront juſtice. Si
vous laiſſez la choſe indéciſe on ne vous fera
aucun quartier : Eſtre Auteur, dit un Sçavant
du ſiécle paſſé, c'eſt ſouvent avoir toute
la Terre pour Partie, ſans pouvoir trouver
d'Avocat.

Ce n'eſt pas aſſez, Monſieur, que de dire
d'où viennent les Sels que rendent les Sources de Bourbonne, il importe bien plus encore de dire d'où vient cette chaleur extraor-
dinaire qu'on ne ſçauroit ſouffrir pendant un
Ave, en trempant le doigt dans la Source.
La plus grande partie des Medecins que j'ai
conſulté là-deſſus, & qui paſſent pour fort
habiles, pretendent que les qualitez de ces
Eaux Minerales ne ſont compoſées que d'un
Sel Marin extrêmement agité, & que ces Eaux
Minerales ne ſont empreintes d'aucun Métail,

d'autres de Sel Marin, & beaucoup de Sel Volatil acide, qui est si penetrant qu'il dégage enfin avec tant de promptitude les Vaisseaux bouchez des matieres qui empêchent la circulation & rendent par là les humeurs plus fluides, les solides se trouvent divisez & coulent plus facilement pour, s'échaper au-delà de l'économie du corps.

La belle chose que c'est que ce nouveau Systême de Medecine de l'équilibre des Solides, & des Liquides. Que des changemens & de nouvelles opinions dans vôtre Art, comme dans toutes les Sciences : Hypocrates a reduit dans la plus belle methode du monde la Medecine que des Empyriques pratiquoient avant lui. Paracelse qui lui a succedé s'est moqué de la Methode des Galenistes. Les Alkalis & les Acides ont été ensuite inventez.

L'opinion des Levains, avec les précipitations ne font plus à la mode, on n'en parle que trés peu ; & le mouvement d'occillation nouvellement inventé, par le moyen duquel on pretend que les Liquides circulent, & le subtilisent ne durera pas plus que les autres.

On les oubliera comme on a fait la Methode, dont Hypocrates & Galien se sont servis si utilement de leur tems. Ils l'ont reconnuë si bonne que par son moyen ils ont trouvé le secret de vivre bien plus longtems que les nouveaux.

Que des contrarietez ne voit-on pas dans les opinions des Philofophes par le mauvais ufage qu'on a fait de la Philofophie ; au commencement Platon l'avoit renduë tout-à-fait recommandable ; Ariftote qui lui fucceda, l'attaqua par des nouveaux fentimens, les Stoïciens détruifirent celle-ci, & les Cartheſiens ont méprifé toutes les opinions qui les ont precedez. Quelqu'un eſt né, ou à naître qui effacera peut-être tout ce que les Sages de l'Antiquité, & les Modernes ont pû dire de beau, & de bon fur la Philofophie.

La difference des fectes a fait beaucoup de tort à la Philofophie. La Dogmatique fe vantoit d'avoir trouvé la verité que les Epicuriens, les Stoïciens & les Peripateticiens fuivoient. La Sceptique, ou Pyronnienne, au contraire a pretendu qu'on ne pouvoit jamais la rencontrer.

Et fous celle-ci on a rangé les trois diffe-rentes Claſſes des Academies qu'on compre-noit fous celles des Syrenaïques, d'Heraclite, de Democrite, d'Anaxagore, d'Empedocles, d'Homere, d'Hypocrates, & des fept Sages de Grece.

On ne fçait plus furquoi s'en tenir. La nouveauté prime toûjours ; mais elle n'eſt re-commandable que pour certain tems.

Les Mathematiques font de toutes les Scien-ces que les hommes regardent comme les plus
certaines,

& de 19 & tant de fujets differens dont-elles traitent à peine en a-t’on pû trouver deux de parfaits, comme font l’*Aritmetique* & la *Geometrie*, aufquelles on pretend qu’il y a même beaucoup à redire.

Dequoi les Sçavans n’ont-ils pas broüillé ces Sciences par des Figures & des termes obfcurs lorfqu’ils veulent expliquer, ou démontrer des nouveaux Problêmes avec des termes d’Algebre fi abftraits, qu’ils n’ont inventé que pour s’entendre avec eux-mêmes, & exclurre de leur Societé tout le refte des demi-Sçavans : Toute cette nouvelle, & profonde érudition, fait elle qu’on foit plus habile aujourd’hui qu’Archimede, & qu’Euclide l’ont été autrefois. A-t’on trouvé quelque chofe de mieux que tous ces Grands-Hommes aprés tant de recherches & de nouvelles découvertes dans les Aftres, & partout ailleurs. Tout ce qu’on a fait jufqu’aujourd’hui eft certainement bien à loüer ; mais on n’en doit pas tirer affez de gloire pour qu’on puiffe dire qu’on eft plus heureux à prefent, qu’au commencement que les Sciences étoient encore fort imparfaites. Si on étoit moins fçavant alors, peut-être en étoit-on plus content, plus heureux & de meilleure foy.

Je me fuis éloigné du fujet des Eaux de Bourbonne, par rapport à la foibleffe de nos recherches dans toutes les Sciences & à la va-

nité du siécle qui gâte la plûpart des efprits
par la préfomption. Comme tous les hommes
ne fuivent pas le chemin le plus droit, ni le
plus court pour arriver à une même fin, dif-
ficilement rencontre-t'on la verité qu'on cherche. Vous le voyez par les recherches peu
fûres à l'occafion des Eaux de Bourbonne,
où il paroit tant de differens fentimens ; car
enfin fi elles u'étoient compofées que de Sel
marin, & que ce Sel dût les rendre auffi chaudes qu'on les trouve, les Eaux de la Mer qui
en font infiniment plus empreintes, le devroient être beaucoup plus, & comme boüil-
lantes. Si l'on pretend qu'il y a du Nitre mêlé,
elles devroient être glacées, puifque tous les
nouveaux Philofophes veulent que le froid
& la glace ne font tels, que par des molleculcu-
les de Nitre qui en embarraffent les parties.
Peut-on dire que le Sel volatil en foit la caufe,
encore moins, puifque ce dernier qu'on ra-
maffe au deffus des Sources & où ils s'attache
aux parois des murs, en s'évaporant ne pe-
tille point fur les charbons ardens, comme celui qu'on a tiré des eaux par évaporation, &
qui a beaucoup d'analogie avec ceux de la
Mer : Ainfi, Monfieur, concluez de bonne
foy, qu'il faut qu'il y ait autre chofe que des
Sels, tels qu'on tire par vos Operations de
Chimie dans les Faux de Bourbonne pour les
rendre chaudes comme on les trouve.

Je ne suis pas de l'avis de ceux qui pretendent qu'il y a dans le sein de la Terre, des
feux soûterrains qui donnent la chaleur à ces
Eaux : Pourquoi ces foyers ainsi embrasez
dans les entrailles de la Terre ; donneroient-
ils de la chaleur à une source salée en un endroit, & n'en donneroient pas à tant d'autres
ailleurs qui sont beaucoup plus abondantes ;
& par quelle raison ces feux qui seroient dans
la Terre échauferoient-ils plûtôt une Source
que plusieurs autres voisines de celles des
Bains qui sont d'un froid à glacer ; pourquoi enfin ces feux se feroient-ils sentir à di-
verses Sources chaudes ainsi particulieres, &
ne se communiqueroient-ils pas aux Mers,
& aux Montagnes voisines qu'on pourroit
appercevoir par des soûpiraux. Comment ces
feux soûterrains pourroient-ils subsister sans
prendre de l'air par quelqu'endroit, afin de
s'entretenir par une circulation, comme font
tous les feux de l'Univers & ne s'éteindroient-
ils pas, par le liquide des Sources : en verité
je ne vois rien de vray-semblable aux Eaux
de Bourbonne que l'on puisse les comparer
avec toutes ces fausses Hypotheses.

Je vay enfin, Monsieur, vous donner mes
solutions en qualité de Physicien. Comme
vôtre Art peut infiniment mieux rectifier mes
conjectures, je vous prie de l'employer pour
me seconder, au cas que j'aye trouvé assez le

vray-femblable, autrement je vay être expofé à toute la critique des perfonnes de vôtre Profeffion, il feroit à fouhaiter qu'ils fiffent mieux.

Peut-être que l'émulation s'en mêlera, & à force de chercher, on trouve aujourd'hui ce à quoi on n'avoit jamais penfé : Cela viendroit bien à propos pour éclaircir une matiere où perfonne ne voit encore clair, je veux dire où l'on n'a vû goute jufques aujourd'hui.

Je commence, & je dis pour trouver ce que je ne connois pas, que l'odeur du fouffre avec le Sel marin, & l'eau mêlée enfemble, font à la caufe qui les produit & que je connois, comme la chaleur qui en provient & qui fort avec eux, dont je connois les differens degrez, par le moyen du Thermometre, au Mineral, au Metail & à tout autre corps, & caufe par le moyen duquel ou de laquelle elle eft produite que je ne connois pas & qu'il faut chercher : C'eft ici le nœud Gordien, dont perfonne n'a encore pû trouver le bout ; je vay l'entreprendre.

Je connois certainement. 1°· L'eau qui fort des Sources Minerales de Bourbonne. 2°· Le Sel qui y eft mêlé. 3°· de même que l'odeur de fouffre & le degré de chaleur qu'on apperçoit aux Eaux en fortant.

Le premier, fubfifte toûjours de même que

le deuxiéme ; mais pour le troifieme qui eſt la chaleur, elle diminuë entierement aprés quelque tems que l'Eau Minerale eſt hors de la fontaine : Cela me fait connoître que l'agent qui la produit ne ſubſiſte plus, qui eſt ce qu'il faut chercher.

Il ne me reſte donc plus quand l'Eau Minerale eſt hors des Bains qu'une eau fioide, fans mouvement, empreinte d'un Sel marin, mêlé avec tout autre, Volatil, Nitreux, &c. tel qu'on voudra.

On ſçait que la Terre eſt compoſée de differens Mineraux & Metaux : Je ſuis prevenu que dans le Terroir de Bourbonne, il s'y trouve de la Mine de Fer, de même qu'à Perno, Village éloigné de Bourbonne d'une lieuë & demie, comme auſſi tout prés de Bourbonne à une demi-lieuë vers Serqueux, & en pluſieurs autres endroits aux environs.

J'ai pris pour cet effet 7 onces de Limailles de fer ; car je n'en avois pas davantage, que j'ai mêlé avec deux onces de Souffre *ad Libitum*, pilé, deux Gros de Sel, & de l'eau ſuffiſamment ; J'ai mis le tout dans un vaſe, & au milieu de ces matieres, j'ai placé un Thermometre, un de ceux de la maniere de Florence que j'ai gradué avec deux ſoyes, dont l'une rouge marquoit le degré de chaleur du jour de l'operation 18e. Août 1715. & l'autre au-deſſus, éloignée de cette premiere de 30 lignes qui marquoit le degré de chaleur de la Fontaine de Bourbonne où l'on boit les Eaux, pris dans un verre feulement plein d'Eau de la Source, & non dans le Baffin de la Fontaine comme étant trop chaude pour pouvoir faire caffer le Thermometre.

C'étoit à 3 heures aprés midy que je commençai mon Operation, à cinq heures qui eft deux heures aprés, la chaleur de toutes ces matieres, quoi qu'en fort petite quantité, a fait monter le Thermometre à la hauteur & au même degré que la chaleur de la Source de Bourbonne, c'eft-à-dire, à 2 pouces $\frac{1}{2}$ ou 30 lignes. J'ai retiré pour lors du milieu de ces matieres le Thermometre, crainte qu'il ne cafsât, & fentant que la chaleur augmentoit dans le vafe de verre, qu'à peine je pouvois la fouffrir, j'ai verfé de l'eau fur toute la matierere, enforte qu'elle nageoit par deffus d'un bon travers de doigt ; j'ai eu la fatisfaction de voir fur cette eau, une infinité de couleurs differentes, rouges, bleuës, vertes, jaunes, &c. qui fe repandoient en forme de cercle en differens endroits quand on y touchoit avec le doigt pour former ce qu'on appelle la queuë de Paon, que l'on voit nager fur les Eaux Minerales de la Source de Bourbonne, que Meffieurs les Medecins difent être du Bitume, ou huile Bitumineufe, & que je n'eftime être suivant mon peu de genie pour ces sortes de choses qu'une graisse, ou huile de souffre que le fer a separé du corps du souffre, ou celui-ci du fer, comme l'on trouvera bon C'est à Messieurs les Chimistes à décider la question.

La chaleur dans ce vase a été assez particuliere ; elle étoit plus grande au fonds qu'au dessus, tout au contraire de tous les feux ordinaires qui se font sentir au haut, aussi-tôt qu'au bas ; car l'eau qui surnageoit sur la matiere étoit ou moins que tiede, tandis que le fond du vase étoit presque brûlant, ou bien elle étoit froide lorsque la matiere au fonds étoit encore fort chaude.

Que dans une experience d'aussi peu de consequence que celle que je viens de rapporter, on trouve la même analogie que celle qu'on voit arriver aux Sources Minerales des Eaux de Bourbonne ; je dois conjecturer que ce que l'Art vient d'inventer, est le même que ce dont la nature se sert dans le sein de la Terre pour donner la qualité aux Eaux de Bourbonne telle qu'on la trouve aujourd'hui.

La chaleur des Eaux des Sources de Bourbonne est perenne, & dure toûjours, celle-ci aprés un certain tems diminuë, ensorte qu'à neuf heures du soir, à peine se faisoit-elle sentir.

Cette difference ne conclud pas que les

unes & les autres ne puiſſent être les mêmes, & ſemblables dans leurs operations, avec cette difference, que la raiſon pour laquelle les Eaux de Bourbonne ſont toûjours chaudes, c'eſt que le foyer qui les entretient, eſt toûjours nourri & entretenu d'une nouvelle matiere qui y eſt apportée par la circulation des Eaux ; au lieu que dans l'experience en queſtion, la matiere n'eſt plus renouvelée ; ſi elle l'étoit, la chaleur dureroit toûjours comme celle de la Source.

La Fontaine des Eaux de Bourbonne, laiſſe une marque jaune à la ſuperficie, contre les pierres qui ſervent à la contenir, de même auſſi l'experience en queſtion aprés l'ébullition laiſſe de pareille matiere jaune autour du vaſe où l'on a fait l'operation.

La premiere laiſſe des Bouës au fonds de ſa Source qui ſont auſſi noires que de l'ancre, qui ſentent le ſouffre & le fer. Celles que produiſent l'experience en queſtion, ſont noires, ſentent le ſouffre & le fer.

L'une boüillonne ſans ceſſe, l'autre pouſſe des petites bulles proportionnées au peu de matiere quelle contient.

J'ai pris de plus de la Bouë tirée du fonds des Bains des Pauvres, que j'ai mis dans un verre, j'y ai plongé un Loüis d'or, avec un Ecu & un Denier ; Je les ai ainſi laiſſez enſevelis pendant 24 heures dans cette bouë. J'ai voulu

ſortir

fortir ces trois efpeces de Monoye differentes aprés ce tems-là, & j'ai trouvé que le Loüis
d'or n'avoit nullement changé de couleur,
mais que l'Ecu étoit tout noirci de même que
le Denier ; ce qui m'a fait connoître que ces
Bouës étoient toute chargées de souffre & de
mollecules de fer, qui ont penetré la surface
de l'Argent & du cuivre pour s'y accrocher
& s'y empreindre, qui jointes aux Sels ron-
gent ces matieres en forme de roüille noire :
J'ai pris enfuite un autre Loüis d'or , avec un
autre Ecu & un Denier, que j'ai plongé dans
la Bourbe toute noire de mon experience ,
faite avec le Sel, le Souffre , l'Eau & la Limaille
de Fer , & où j'ai laiffé ces efpeces environ 24
heures de tems que j'ai retiré enfuite, & que
j'ai trouvé roüillées comme celles que j'avois
mis dans la Bourbe des Bains des Pauvres,
mais non pas avec tant d'empreinte. Le Loüis
d'or n'a reçû aucune atteinte pour changer
jamais de couleur en l'une & en l'autre de ces
experiences.Les effets enfin de ces Bouës étant
les mêmes, me doivent faire conjecturer que es
caufes qui les produifent font egales, ou bien
il ne faudra compter fur rien de vray de toutes
les experiences Phyfiques qu'on fera à l'avenir , & ceux qui n'ont que du raifonnement
pour prouver les chofes fans experience ne
doivent plus être écoutez à l'avenir , fi les experiences jointes aux raifonnemens ne fuffi-

sent pas pour éclaircir les difficultez qu'on cherche.

Aprés ces experiences, je reviens sur mes pas, & je reprens les termes de ma proposition, & je dis que la chaleur des Bains de Bourbonne est aux agens qui la produisent que je ne connoissois pas, comme le Sel marin, & le Souffre mêlé avec le Mars que je connois, & qui fermentent, ou qui s'échauffent mêlez ensemble par la precedente Operation. Alors je puis dire sûrement que les Eaux Minerales de Bourbonne-les-Bains sont mélées de Sel marin, du Souffre & de Mine de Fer que je connois à present, & que l'eau qui les unit ensemble est le vehicule qui les fait boüillonner, & leur donne la chaleur que nous venons d'appercevoir dans l'experience en question.

Si jusqu'aujourd'hui on n'a pû tirer des Eaux de Bourbonne aucun fer dans l'analise qu'on en a fait, c'est manque de penser juste dans la connoissance qu'on doit avoir de la division, & du mouvement de tous ces corps ; car enfin il peut être vray que les parties de fer, sont si pesantes dans la Mine où tous ces fermens se font, avec les Sels qui échauffent l'eau qui en sort, qu'elles ne peuvent point être entrainées par le courant de la Source, comme plus solides, plus serrées & plus pesantes que pareil volume du liquide qui les entoure, ou qui les

envelope, & qui ne peuvent point fouffrir
certaine divifion au-delà de leurs atomes pour
devenir auffi legers que font les parties de
l'eau, avec lefquelles elles ont fermenté mê-
lées avec le Sel ; au lieu que ces derniers peuvent fe divifer infiniment au-delà même des
particules de l'eau, puifqu'ils deviennent fi
volatils qu'ils prennent leurs efforts dans l'air,
car ils ne peuvent demeurer en équilibre
dans le liquide, où ils fe mouvoient auparavant comme beaucoup plus legers. C'eft ainfi
que les Eaux de la Source de Bourbonne fortent melangées de Sel fixe & Volatil, fans aucune apparence de Mars : j'efpere que ma con-
jecture fera beaucoup de plaifir à Meffieurs
vos Confreres, qui foûtiennent l'équilibre des
corps, entre les fluides & les folides, qu'on
ne peut expliquer que par ce Mechanifme :
Ils en feront bien plus aifes lorfqu'ils fçau-
ront que mes conjectures ne font fondées
que fur des experiences tres naturelles, & in-
contestables.

Je concluds donc que la Mine de Fer, avec
le Souffre comme extrêmement pefant, ne
pouvant pas être entraîné par le liquide de
la Source, reftent dans les fillons où ils fe
trouvent, où ils fermentent fans ceffe avec les
nouveaux Sels qui y font entraînez par le
fluide des eaux qui en font empreintes, &
qu'il n'échape de la Mine de Fer, que les Souf-

fres les plus volatils dont-elle eſt chargée qui
ſe font ſentir quelque peu en approchant ces
Bains, les étrangers ſur tout en arrivant y ſont
plus ſuſceptibles ; ceux qui reſtent auprés des
Bains par la coûtume n'ent ont plus le ſenti-
ment, & qui mêlez enfin avec ces Sels font
ces effets merveilleux dans le corps des malades que toute la Chymie, avec les prepara-
tions des plus habiles Artiſtes ne ſçauroit imi-
ter au point où la nature les a reduit pour
rendre ces Eaux ſi ſalutaires.

Aprés cela, Monſieur, me pourra-t'on con-
teſter l'analyſe des Eaux de Bourbonne. Ceux
qui liront cette Diſſertation, & qui feront de
vôtre Profeſſion, verront bien que je ne parle
pas en Maître de l'Art, je n'en fais pas non
plus la profeſſion ; je parle en Naturaliſte &
Phyſicien, je ne rapporte rien que tout le
monde ne puiſſe experimenter & comprendre.
Il n'y a ici aucune ſurpriſe, ni du Metaphiſi-
que, on n'y peut voir que beaucoup de bonne foy.

Que d'autres habiles Medecins me diſent
encore que dans ces Eaux, il y a de l'*Or*, de
l'*Argent*, du *Cuivre*, ou du *Soleil*, de *Lune*
& de *Venus*, (termes qu'ils approprient à ces
Metaux.) En verité, je ne ſuis pas aſſez Sçavant pour déveloper tous ces myſteres ; cela
eſt trop obſcur pour moy, je m'en tiens à ce
que j'ai trouvé, dont je vous fais part ; c'eſt

à vous comme infiniment habile homme dans l'Art de rectifier ce que j'avance, & de le reduire en un meilleur ordre à l'ufage du Public, s'il le merite, je me contente d'avoir fait de mon mieux ; m'en fçaura gré qui voudra : J'ai travaillé beaucoup plus pour me fatisfaire, lorfque j'ai eu quelque moment de relâche de mes occupations où m'on devoir m'appelloit que pour faire plaifir au Public, qui pour l'ordinaire ne recompenfe de pareils foins qu'en les critiquant, & où la jaloufie bien fouvent a plus de part que la Juftice : ainfi va le monde, on trouvera toûjours des Cenfeurs qui ne font nez que pour trouver à redire aux actions d'autrui, & qui ne font jamais mieux que ceux qu'ils critiquent.

J'aurois pû joindre à cette Differtation, le détail de la maniere dont je me fuis fervi pour feparer les Sources froides des chaudes, qui avoient alteré la qualité de la principale Fontaine de Bourbonne - les - Bains, où l'on boit les Eaux, & dont on s'eft tant plaint ; mais je vois que cela me porteroit trop loing. Je ne laifferai pas cependant d'en donner une idée generale, afin qu'on en puiffe profiter, fi les occafions s'en prefentent. Les ouvrages ayant été ordonnez par Monfeigneur Defmaretz, fuivant le Dévis que j'eus l'honneur de lui envoyer, les Eaux froides étrangeres ont été dérivées ailleurs par un Mechanifme dont vous avez été temoin. Un Acqueduc soûterrain en a fait toute la feparation, les Eaux froides ne fe méloient avec les chaudes de la Fontaine pour les rafroidir, que parce quelles leurs étoient fuperieures de 18 à 20 pouces. L'Acqueduc en queftion les a toute ramaffées, & abaiffées en en coupant les Sources & en les faifant couler fous terre deux pouces plus bas que la fuperficie des chaudes, en les conduifant ailleurs. Par ce moyen, il n'y a plus eu de mélange, ni de communication entre les Eaux froides, & les chaudes ; c'eft par cette fuperiorité d'équilibre, qu'on a redonné aux chaudes toute leur premiere vertu, & qu'on les a renduës toutes pures, & qu'à jamais tant que l'Acqueduc fubfiftera, il ne pourra plus s'en faire aucun mélange, à caufe quelles feront plus élevées que les froides de 2 pouces. Je ne rapporte pas les précautions dont je me fuis fervi pour l'établiffement de cet Acqueduc ; cela feroit trop long, les moindres Architectes ne les ignorent pas : il fuffit que je rapporte la maniere dont je me fuis fervi avec un heureux fuccés, & de laquelle le Public pourra profiter en pareil cas, fi bon lui femble ou fera mieux s'il y convient : je fuis tres parfaitement, MONSIEUR,

Vôtre ttés-humble, & obéïffant ferviteur, GAUTIER.

A Bourbonne-les-Bains, ce 15. Août, 1715.